DE LA

PROLONGATION DE LA VIE HUMAINE

PAR LE CAFÉ

IMPRIMERIE RENAUD, GRANDE-RUE, 64, A CHATEAU-THIERRY

DE LA PROLONGATION

DE LA

VIE HUMAINE

PAR LE CAFÉ

MÉMOIRE

PRÉSENTÉ A L'INSTITUT DE FRANCE (ACADÉMIE DES SCIENCES)

PAR LE Dr H. PETIT

Directeur de l'Établissement Hydrothérapique de Château-Thierry,

Membre du Conseil d'Hygiène et de Salubrité de l'arrondissement de cette ville,

de la Société de Médecine pratique de Paris, etc.

PARIS

J. B. BAILLIÈRE ET FILS,

LIBRAIRES DE L'ACADÉMIE IMPÉRIALE DE MÉDECINE

Rue Hautefeuille, 19.

LONDRES	NEW-YORK
HIPP. BAILLIÈRE, 219, REGENT-STREET.	BAILLIÈRE BROTHERS, 440, BROADWAY.

MADRID, C. BAILLY-BAILLIÈRE, CALLE DEL PRINCIPE, 11.

1862

DE LA

PROLONGATION DE LA VIE HUMAINE

PAR LE CAFÉ

> Nous faisons des vœux pour que la thérapeutique ait plus souvent recours à ce moyen actif.
>
> TROUSSEAU, *Matière médicale, article sur le* CAFÉ.

I

Il est peu de questions plus intéressantes que celle qui va nous occuper. Rien n'est en effet plus important pour l'homme que de savoir qu'il peut obtenir une longue et belle existence, à l'aide d'un moyen aussi simple, aussi facile et aussi agréable que le Café.

Cette graine précieuse qui devait un jour acquérir une réputation universelle et créer parmi nous de nouvelles habitudes sociales, fut importée en France vers le milieu du dix-septième siècle. Comme toute chose nouvelle, avec de nombreux et ardents défenseurs, le Café compta des ennemis redoutables. Il rencontra surtout de l'opposition chez les médecins, qui le dénoncèrent comme une boisson nuisible à la santé, dangereuse et quelquefois fatale. C'est un poison lent, disaient (et disent encore aujourd'hui) les ennemis de cette liqueur bienfaisante. Mme de Sévigné, moins sévère dans son appréciation, disait que le Café n'était qu'une affaire de mode, et que, comme bien d'autres choses, il n'aurait qu'un temps. Mais le temps et l'expérience ont donné tort à Mme de Sévigné et aux médecins de cette époque.

Il est démontré aujourd'hui que loin de nuire à la santé de l'homme (1), le Café

(1) Je ne prétends pas que le Café doive être employé aveuglément et indistinctement dans toutes les conditions de vie et de santé. Comme bien d'autres choses utiles et précieuses, comme le vin, l'opium, la quinine, etc., il a ses inconvénients et ses contre-indications. Chez une femme jeune, nerveuse, le Café serait certainement nuisible, son action physiologique ayant pour effet de développer un état nerveux, spasmodique, analogue à l'état nerveux et vaporeux des hystériques.

dans des conditions normales, jouit de l'admirable propriété de prolonger son existence. Plus sûrement que le Gin-Seng, cette plante à laquelle les Chinois attribuent des propriétés si merveilleuses que leur empereur s'en réserve le monopole, le Café peut éloigner pour un temps plus ou moins long ce qui fait le chagrin de tous, la vieillesse avec ses infirmités.

On a déjà beaucoup écrit sur le Café, mais tout n'a pas été dit, et bien des médecins ignorent encore les plus précieuses ressources qu'il peut offrir à notre art.

Un des effets du Café les plus étranges est celui que je vais rapporter :

Transportons-nous un instant sur nos frontières du Nord, et descendons près de ces hommes qui pour gagner leur vie et celle de leurs familles, vont chaque jour s'ensevelir pendant douze heures dans les entrailles de la terre, afin d'y arracher des matériaux que la nature semble vouloir dérober à nos regards, mais que le génie de l'homme a su y découvrir; que voyons-nous? Des travailleurs énergiques, dont l'extérieur annonce une santé robuste et une grande vigueur musculaire (1). Ils ont sans doute pour réparer leurs forces une alimentation substantielle, abondante, de bonne viande, du vin? Nullement; de la soupe au Café trois ou quatre fois par jour, quelques pommes de terre, une livre de viande par semaine, voilà en grande partie leur nourriture. Et ce qu'il y a de plus remarquable, c'est que ces hommes peuvent réduire de 25 à 30 pour cent la quantité d'aliments nécessaire au maintien de leurs forces. Quand d'autres, par exemple, consommeront 2 kilogrammes de substances ali-

(1) On a quelquefois observé chez les mineurs des épidémies caractérisées par un appauvrissement du sang plus ou moins considérable, et accompagné de symptômes en rapport avec cet état; mais ces accidents reconnaissaient pour cause, de l'aveu de tous les médecins, le manque d'air et de lumière, les excès enfin auxquels se livrent ces hommes les jours où ils ne travaillent pas.

mentaires (1), 1,500 grammes leur suffiront largement pour être tout aussi forts (2).

Quelle est donc cette vertu mystérieuse et si puissante du Café ?

Nous pensons avec M. Payen (3), que M. de

(1) La quantité d'azote contenue dans les aliments qu'un homme bien portant absorbe dans l'espace de vingt-quatre heures, est de 20 à 25 grammes ; celle contenue dans les aliments des mineurs dont nous parlons, n'est que de 15 grammes environ.

(2) Dans les environs de Riesen Geburge, en Bohême, au milieu des monts Carpathes, vivent de pauvres campagnards exerçant presque tous la profession de tisserand. Ces malheureux, dénués de tout en général, et n'ayant depuis de longues années qu'une alimentation insuffisante (ils ne vivaient que de pommes de terre), avaient singulièrement dépéri ; leur race s'était étiolée, presque abâtardie, quand les médecins du pays conçurent la pensée de leur faire prendre du Café. L'essai réussit au-delà de toute espérance, et le gouvernement autrichien voulant rendre plus facile à ces pauvres montagnards, l'acquisition d'une substance aussi salutaire, consentit à supprimer en leur faveur les droits élevés qui frappaient le Café. Chez ces Bohêmes, le Café avait le même mode d'action que chez les mineurs de Charleroi.

(3) *Traité des Substances alimentaires.*

Gasparin qui est allé vérifier sur les lieux ces admirables résultats, en a donné l'explication la plus satisfaisante. Selon lui, le Café rendrait plus stables les éléments qui composent notre organisme. Nous savons tous, en effet, que chez nous la vie s'opère au moyen d'un double mouvement de composition et de décomposition (1). Les molécules qui nous composent aujourd'hui ne seront plus les mêmes dans quelque temps; insensiblement et de jour en jour elles feront place à d'autres. Or le Café ralentirait ce double mouvement ; il amoindrirait le mouvement de décomposition et par suite le besoin de recomposition. Ne nourrissant point par lui-même plus que d'autres aliments, il diminuerait les déperditions, et rendrait moindre le besoin d'introduction dans l'organisme d'aliments réparateurs.

En effet, sous son influence, les produits des

(1) Voir les beaux travaux de M. Flourens, sa *Théorie expérimentale de la formation des os*, et son livre, *De la Vie et de l'Intelligence*.

sécrétions contiennent une moins grande quantité de matériaux solides, ils sont plus aqueux. Tout le monde peut le constater facilement dans l'urine qui devient claire, limpide et presque complètement incolore. La respiration, l'oxygénation du sang et par suite la combustion des matières carbonées et hydrogénées sont moins actives ; de là une diminution plus ou moins marquée de la chaleur animale, diminution que la pâleur de la face, la fraîcheur de la peau rendent facilement appréciable, et comme conséquence pratique, l'utilité extrême du Café dans les pays chauds où l'élévation de la température est si pénible et si fatigante et où la vie s'use si vite. Aussi ne saurait-on accorder trop d'éloges à l'administration de la guerre qui a fait entrer le Café dans la ration du soldat en campagne, surtout au milieu des sables brûlants de l'Afrique (1).

(1) Beaucoup de personnes et même des savants attribuent au Café une autre vertu, ou pour mieux dire une autre manière

Nous avons vu que les hommes qui font du Café leur nourriture à peu près exclusive,

d'agir en cette circonstance. Il est tonique, disent-ils, et c'est pour soutenir les forces de nos braves soldats qu'on leur donne une ration de Café, comme on leur donne une ration de pain, de viande, etc. Erreur profonde, si on donne à ce mot tonique le sens que la médecine y attache! le Café est si peu tonique qu'il aggrave les symptômes et les souffrances des femmes chlorotiques, nerveuses, des sujets enfin qui ont le plus besoin de toniques.

J'ajouterai que dans les pays chauds, les toniques sont loin d'être nécessaires, comme on se plaît à le dire. Ce qui soutient l'Arabe au milieu de ses déserts, sous un ciel de feu, ce qui lui donne une force, une vigueur musculaire, une santé enfin qui peut nous faire envie, c'est son extrême sobriété : du riz, du maïs, une farine grossière de blé, du laitage, du café, voilà de quoi se compose le plus ordinairement sa nourriture. Les vrais toniques, les viandes succulentes, les vins généreux lui seraient nuisibles et mortels même, s'ils étaient pris en trop grande quantité.

Le Café est donc la boisson des pays chauds, non pas parce qu'il est tonique, mais parce qu'il diminue la chaleur animale; il permet ainsi à l'homme de vivre sous le ciel brûlant des tropiques, comme les boissons alcooliques et les substances grasses mêlées aux aliments soutiennent l'homme qui vit dans l'atmosphère glacée des régions du Nord. Contrairement au Café, ces substances (les alcools et les graisses) activent la respiration, fournissent des matériaux à la combustion qui s'opère sous l'influence de cette dernière, augmentent la peuvent réduire d'un quart au moins la quantité de leurs aliments, parce que chez eux le

chaleur animale et en réparent les pertes incessantes. Nous ne devons donc pas être étonnés, quand nous entendons nos pères nous raconter que, pendant l'invasion étrangère de 1814, ils voyaient les Russes boire sans inconvénient l'eau-de-vie à pleins verres, manger de la chandelle, etc. Est-il besoin d'ajouter que ces substances alcooliques et graisseuses seraient aussi nuisibles dans les pays méridionaux qu'elles sont utiles dans les pays du Nord? C'est du reste, la raison pour laquelle les religions juive et mahométane ayant eu pour berceau des pays chauds, proscrivaient l'usage du porc et les boissons fermentées. C'est la raison ou plutôt c'est l'explication de la fâcheuse influence de l'absinthe sur nos compatriotes en Afrique.

Maintenant, il serait peut-être un peu dur d'interdire absolument les boissons alcooliques à des hommes qui en ont contracté l'habitude. Cependant, nous devons dire que plus le pays qu'on habite sera chaud, plus on devra prendre de Café et moins on devra faire usage de boissons fermentées. Aussi croyons-nous qu'une ration plus forte de Café serait bien utile à nos soldats sur le sol brûlant du Mexique et principalement dans la *Tierra Calliente*, à la Vera Cruz, ce foyer de prédilection de la fièvre jaune.

J'ai connu un jeune slave, qui détenu dans la citadelle de Comorn, dût au Café d'échapper miraculeusement à une épidémie de fièvres pernicieuses, dont furent plus ou moins dangereusement atteints *tous* ses compagnons d'infortune.

mouvement de décomposition, ou pour me servir d'une expression plus vulgaire, mais qui fera mieux saisir ma pensée, l'usure de leur corps est diminuée dans cette proportion. Or, en faisant un raisonnement qui pourrait paraître spécieux s'il ne s'appuyait sur l'expérience, nous nous trouvons amenés à dire que la vie de ces hommes peut se prolonger au-delà des limites ordinaires, d'une quantité égale à la différence des déperditions, c'est-à-dire de 25 à 30 pour cent. Toutefois, cette prérogative d'une longue existence peut aussi appartenir à d'autres hommes qui, sans faire du Café leur nourriture exclusive, en prennent chaque jour une quantité notable. Il n'est pas besoin d'ajouter que le Café, dans ce cas, ne dispense pas des précautions hygiéniques ordinaires.

Ainsi, les infirmités de la vieillesse peuvent être combattues et les limites ordinaires de la vie humaine sensiblement reculées.

Voyons, en effet, ce qui se passe chez le vieillard. Le phénomène le plus remarquable est celui qui a lieu du côté des organes circulatoires. A mesure que l'homme avance en âge, il se forme des dépôts calcaires dans l'épaisseur des parois de ses vaisseaux. Le tissu osseux se raréfiant (1) par suite de la prédominance du mouvement de décomposition (2), ses molécules calcaires passent dans le sang. Celui-ci s'en trouvant surchargé et ne recevant plus l'impulsion nécessaire pour les emporter au loin, en laisse déposer dans les vaisseaux capillaires qui finissent par s'oblitérer. De là un trouble plus ou moins grand dans le jeu des organes ; de là des congestions, des ramollissements, des ruptures, des hémorrhagies, etc., surtout dans les organes mous et dont la structure ne com-

(1) Tous les médecins savent avec quelle facilité plus grande se produisent les fractures chez les vieillards.

(2) Dans le jeune âge, c'est le contraire ; la quantité d'aliments absorbés dépasse la quantité de matériaux rejetés par les sécrétions ; il y a prédominance du mouvement de composition tant que l'accroissement n'est pas complet. Chez l'adulte, il y a à peu près équilibre entre les deux mouvements.

porte que de petits vaisseaux, le cerveau par exemple.

Un des médecins les plus savants de notre époque, M. le docteur Robin, émettait cette opinion que les dépôts calcaires observés dans les vaisseaux devaient être une des causes principales de la vieillesse, et il avait pensé qu'en les dissolvant au moyen d'un composé chimique (l'acide lactique), on pourrait peut-être reculer les bornes de la vie humaine. Des expériences devaient même être faites par lui sur des animaux. Cette idée très ingénieuse avait, selon nous, un côté faible; elle ne s'adressait qu'à l'effet sans remonter à la cause. De plus, le composé chimique pouvait dissoudre le dépôt calcaire emporté dans l'acte de la digestion et provenant des substances alimentaires; mais il ne pouvait rien sur le dépôt résultant du mouvement de décomposition; et encore eût-il pu le dissoudre, qu'il ne pouvait l'empêcher de se former.

Or, les faits et le raisonnement ensuite me confirment dans la pensée que le Café peut combattre la cause de ce phénomène, et cette cause c'est, comme nous l'avons vu précédemment, la prédominance chez le vieillard, du mouvement de décomposition sur celui de recomposition, conséquence probable de l'épuisement, de l'usure de la force vitale. Nous avons vu et prouvé plus haut par des faits l'action du Café sur ce mouvement de décomposition qu'il empêche et retarde. Nous pouvons ajouter que le Café soutient la force vitale, en stimulant le système nerveux ganglionnaire par lequel elle s'exerce et se manifeste, système nerveux dont l'autre est en quelque sorte tributaire, système nerveux enfin sur lequel seul le Café exerce son action.

Je connais dans ma clientèle plusieurs vieillards qui doivent certainement la conservation d'une santé florissante à l'usage du Café. Tout récemment encore, M. D..., ancien préfet, âgé aujourd'hui de 85 ans, me remerciait bien vivement du conseil que je lui avais donné de prendre du Café à l'eau deux fois par jour. Il se félicitait d'avoir suivi ce conseil, ajoutant qu'il se sentait revivre et que jamais il n'avait éprouvé un plus grand bien-être.

Tout le monde sait que Voltaire puisait dans le Café une vigueur d'esprit et de corps toute juvénile; « et, dit M. Flourens, dans son livre « de la *Longévité humaine,* si la folle vanité qui, « selon Buffon, ne vieillit jamais, ne lui eut pas « fait faire à 84 ans le voyage peu raisonnable « de Paris, il aurait sans aucun doute vécu « encore bien des années. »

Fontenelle dût au Café dont il faisait un grand usage, de vivre pendant un siècle tout entier, en conservant une énergie morale peu commune.

Enfin, circonstance bien remarquable, ces hommes ont écrit et publié des ouvrages à un âge où tous les autres hommes se reposent physiquement et moralement depuis longtemps déjà.

De toutes les considérations dans lesquelles nous venons d'entrer, il résulte que le Café doit être prescrit à tous les vieillards (1). On fera même bien de le recommander à tous ceux qui ont atteint l'âge de 50 ans, époque à laquelle le corps a achevé de compléter sa vigueur et ses formes. Il y a bien quelques exceptions à cette règle, mais elles sont peu nombreuses. A part les cas de lésions organiques, celles du cœur en particulier, un état nerveux trop prononcé, trop grave, je n'hésite pas à le conseiller à tous les vieillards qui me consultent, en leur recommandant de l'associer à des aliments convenablement choisis, tant pour la quantité que pour la qualité, suivant les circonstances et les conditions particulières de santé, de position et de fortune.

(1) On le donnera à la dose de une, deux, trois et même quatre tasses par jour, suivant les besoins et les circonstances, en le proportionnant surtout à l'état plus ou moins pléthorique des individus.

II

Je passe maintenant à un autre emploi du Café, emploi nouveau qui se rattache également à notre sujet et qui, mieux justifié encore que le premier, sera plus facilement accepté par la science.

Il est, en effet, un genre d'affections bien communes chez le vieillard et surtout chez l'homme, affections toujours graves et souvent mortelles. Ce sont les congestions et les hémorrhagies cérébrales ou apoplexies, contre lesquelles le médecin ne possède guère qu'un remède, la saignée. C'est le seul remède qui soit véritablement efficace immédiatement avant et immédiatement après. Mais ce moyen seul ne suffit pas; il ne suffit plus, surtout quand on s'éloigne de l'attaque. Aussi a-t-on proposé une foule d'autres moyens qui ont certainement leur utilité, mais qui me paraissent d'une efficacité bien moins grande que le Café administré avec méthode et intelligence.

Nous savons tous (1) en effet que le Café agit contrairement à l'opium et à l'alcool. Ceux-ci portent au sommeil, appesantissent les sens, obscurcissent, éteignent presque l'intelligence, congestionnent enfin le cerveau. Le Café, au contraire, empêche cette congestion, réveille et stimule le système cérébral, active et augmente l'intelligence La face des individus soumis à l'action de l'opium ou de l'alcool est d'un rouge plus ou moins violacé; elle est pâle, décolorée, chez l'homme qui a pris une certaine dose de Café (2). Comme nous l'avons vu plus haut, la

(1) Quand je dis *tous*, je me trompe, car combien voit-on encore de médecins qui enveloppent dans la même proscription le vin, le café et les liqueurs, comme si ces substances n'avaient pas les propriétés les plus opposées.

(2) Pour mieux juger l'effet physiologique d'une substance quelconque, médicamenteuse ou alimentaire, il faut la prendre à jeun, quand l'estomac est vide. Si donc on veut se rendre un compte parfaitement exact des propriétés comparatives du Café, il faut le prendre avant le repas. L'absorption est alors plus régulière et plus complète, et les effets sont bien plus facilement appréciables.

chaleur animale est moindre chez celui-ci, et si le pouls est plus fréquent, il est moins plein, et cette accélération de la circulation est le résultat non d'une excitation sanguine, mais d'une excitation nerveuse. *Sanguis moderator nervorum*, a dit Hippocrate. Nous pourrions renverser la proposition et dire : *Nervi moderatores sanguinis*, selon la prédominance du premier sur le second système. Car si le sang abondant et riche peut faire disparaître les phénomènes nerveux, il me paraît certain aujourd'hui et acquis à la science que les nerfs, ayant par une cause quelconque (le Café par exemple) une action prédominante, empêcheront les effets plus ou moins fâcheux qui peuvent résulter d'un état pléthorique, et principalement la congestion cérébrale.

Je possède plusieurs observations d'apoplexie cérébrale avec congestion, où le Café a été d'une utilité incontéstible. Quatre fois je l'ai essayé avec un égal avantage. Je me contenterai de rapporter deux de ces observations, les autres leur étant semblables, à part quelques circonstances de détail tout à fait insignifiantes.

1re Observation. — M. D..., ancien inspecteur des prisons, âgé de 60 ans, a été atteint, il y a cinq ans environ, d'une première attaque d'apoplexie cérébrale. Je le vis un an après dans notre pays où il était venu se retirer. La paralysie qui avait suivi l'attaque avait disparu presque entièrement. Il y avait encore un peu de faiblesse dans le membre inférieur droit; l'intelligence ou plutôt l'énergie morale était peut-être un peu moindre qu'autrefois; enfin, l'état général était assez satisfaisant, quand tout à coup, après un dîner de famille où il avait mangé et surtout bu plus que de coutume, M. D... se trouve frappé de nouveau beaucoup plus gravement que la première fois et paralysé encore de tout le côté droit. Il ne peut plus parler et à peine a-t-il conscience de ce qui se passe autour de lui. Appelé immédiatement, je m'empresse de recourir aux émissions sanguines générales et locales, aux révulsifs. Une amélioration se manifesta ; mais la face resta rouge et la tête congestionnée. Il restait toujours de la torpeur et de la somnolence ; le malade enfin me paraissait menacé d'une nouvelle attaque. Alors j'eus recours au Café ; j'en fis donner deux fois, puis trois fois par jour (1). Les symptômes s'amendèrent rapidement ; l'intelligence redevint ce qu'elle était auparavant et la paralysie disparut peu à peu en laissant cependant les membres du côté malade un peu plus faibles qu'auparavant. L'action du Café fut ici tellement évidente, que si M. D... pendant les quinze premiers jours qui suivirent l'attaque, passait vingt-quatre heures sans prendre sa dose ordinaire, immédiatement, me disait sa femme, et j'eus occasion de le vérifier, les accidents menaçaient de reparaître ; la face redevenait rouge, les idées du malade s'embarrassaient et les membres

(1) Chaque dose se composait de 200 grammes d'une infusion faite avec 50 grammes de bon Café par litre d'eau.

paralysés devenaient plus lourds et plus insensibles.

2e Observation. — M. B..., vigneron de notre pays, âgé de 64 ans, était occupé à bêcher ses terres, quand tout à coup il est pris de vertige et d'étourdissements ; il cherche à se retenir, mais inutilement, et il tombe sur le sol en appelant tant bien que mal à son secours. Sa femme qui travaillait à peu de distance s'empresse d'accourir pour le relever. Elle observe alors que sa bouche est de travers et déviée à gauche, et que la jambe et le bras du côté droit sont frappés d'une immobilité complète. A l'aide de quelques voisins, elle parvient à le rapporter dans sa maison et me fait demander. J'arrive immédiatement ; je pratique une large saignée, puis j'ai recours aux révulsifs (sinapismes, ventouses sèches sur les membres inférieurs, etc.). Le malade me paraissant le lendemain dans un état assez satisfaisant, quoique la face fut encore rouge et le cerveau congestionné, je jugeai désormais les premiers moyens inutiles, et j'ordonnai immédiatement trois doses de Café chaque jour. Deux jours après, la face avait pâli ; les accidents congestifs avaient disparu complètement et les membres paralysés commençaient à sentir et à se mouvoir. Aujourd'hui M. B... est dans un état très satisfaisant.

Ainsi, de tous les moyens que j'employai dans les observations d'apoplexie cérébrale que je viens de rapporter et dans deux autres cas semblables, aucun certainement ne me donna des résultats aussi heureux que le Café employé suivant la formule indiquée plus haut.

Les auteurs qui ont écrit sur le Café disent bien peu de chose de son emploi dans cette circonstance. Je n'ai trouvé qu'une observation bien authentique de guérison par ce moyen. Elle est rapportée par Malebranche : Un homme tombé en apoplexie, dit ce savant Père, aurait été guéri par plusieurs lavements de Café.

Du reste, jusqu'à ce jour, on pensait si peu à l'employer dans ce cas, qu'un médecin qui l'aurait tenté, me disait dernièrement M. le docteur Brochin, l'honorable et savant rédacteur en chef de la *Gazette des Hôpitaux*, aurait été traité de téméraire (1).

J'arrive maintenant à un genre de maladies qui ont beaucoup de rapports et d'analogie avec les précédentes. Je veux parler de ces affections encore incomplètement définies du cerveau et de la moëlle, affections caractérisées par des paralysies plus ou moins graves et subites, plus ou moins lentes à se produire, avec affaiblissement plus ou moins marqué de l'intelligence, etc., affections appelées par les uns

(1) Mon excellent confrère et ami, M. le Dr Legrand du Saulle, me racontait à ce propos que faisant un service intérimaire à Bicêtre, il avait employé avec avantage le Café chez des vieillards atteints de congestion cérébrale, et que cette tentative avait été regardée comme très audacieuse.

encéphalites et myélites chroniques, appelées par les autres congestions et ramollissements des centres nerveux, etc. Ces maladies, devenues aujourd'hui d'une fréquence vraiment effrayante, et trop souvent rebelles aux divers traitements employés jusqu'ici, ont été bien étudiées par M. le docteur Legrand du Saulle. Il en attribue en grande partie la fréquence à l'atmosphère viciée des cafés et des cercles. J'y ajouterai l'usage immodéré des boissons alcooliques, de la bonne chère, le défaut d'air, un exercice insuffisant, et surtout les préoccupations de la vie, beaucoup plus grandes aujourd'hui qu'autrefois, etc. Or, le Café dans tous ces cas, me paraît devoir être une ressource d'autant plus précieuse que la médecine jusqu'à présent ne compte que très peu de moyens réellement utiles en cette circonstance.

Je soigne en ce moment dans mon établissement hydrothérapique un malade atteint d'une affection de ce genre ; c'est un ancien maître d'hôtel et marchand de chevaux ; il est âgé de 54 ans. La maladie a débuté subitement il y a cinq mois par des étourdissements, perte de la mémoire, impossibilité d'achever une phrase commencée, faiblesse générale plus prononcée dans les membres inférieurs, ce qui rendait la marche hésitante et peu sûre ; ces étourdissements se répétaient tous les deux ou trois jours ; le malade en ressentait quelquefois plusieurs dans une journée. M. L... m'a été envoyé par M. le docteur Alexandre Henrot de Reims. Je l'ai soumis au traitement hydrothérapique le plus complet : eau froide à l'extérieur, eau froide à l'intérieur, pas de vin et du Café noir tous les jours. Aujourd'hui, ce malade est dans un état satisfaisant; sa démarche est plus assurée, plus ferme ; ses forces reviennent, sa mémoire est beaucoup plus sûre ; il n'a plus d'étourdissements. S'il veut continuer le traitement avec courage et persévérance, j'espère obtenir une guérison complète.

La propriété que possède le Café de rendre plus aqueux les produits des sécrétions, nous conduit par le raisonnement à le conseiller dans la *goutte*, la *gravelle* et toutes les affections calculeuses. M. Trousseau, dans son remarquable *Traité de matière médicale et de thérapeutique*, le recommande en cette circonstance, et il rappelle à l'appui de son opinion, que la *gravelle* et la *goutte* sont presque inconnues en Orient et aux Antilles où l'on fait une si énorme consommation de Café. *Urinam movendo, sabulum et calculos minores pellit*, a dit Murray, il y a un siècle, en parlant du Café.

Je suis maintenant tellement convaincu de l'utilité et de la puissance du Café dans toutes les circonstances que je viens de rapporter, que je n'hésite pas à le permettre et même à le conseiller à tous les malades goutteux, rhumatisants et pléthoriques qui viennent faire de l'hydrothérapie dans mon établissement. Je me rappelle un brave colonel Polonais réfugié, M. Z..., atteint d'une paraplégie incomplète d'origine rhumatismale, et pensionnaire dans mon établissement, qui se récria très fort quand il m'entendit lui conseiller le Café noir. On le lui avait toujours défendu jusqu'alors aussi expressément que les boissons alcooliques; aussi résista-t-il quelque temps. Enfin, sur mon insistance, il se hasarda à en prendre quelques gouttes, augmenta peu à peu, puis, voyant que les résultats étaient loin d'être mauvais, il finit par en prendre comme tout le monde, et je dois le dire, il n'eut qu'à s'en louer.

En terminant, je ferai remarquer que dans ce travail sur le Café, je ne me suis occupé que des effets qu'il produit sur notre organisme après sa digestion et son absorption. Je laisse de côté son action plus ou moins excitante sur la muqueuse de l'estomac, action qui n'a ici pour moi qu'une importance tout à fait secondaire.

Mon but n'étant pas de faire l'histoire du Café, mais simplement d'en faire connaître quelques récentes applications, je m'arrête là, croyant avoir suffisamment éclairé mes lecteurs et sur les indications nouvelles et sur le mode d'emploi de cette liqueur tout à la fois salutaire et agréable.

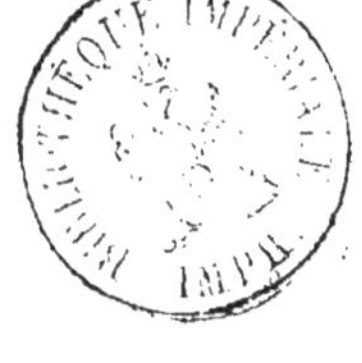

15 juillet 1862.

Château-Thierry, imprimerie Renaud

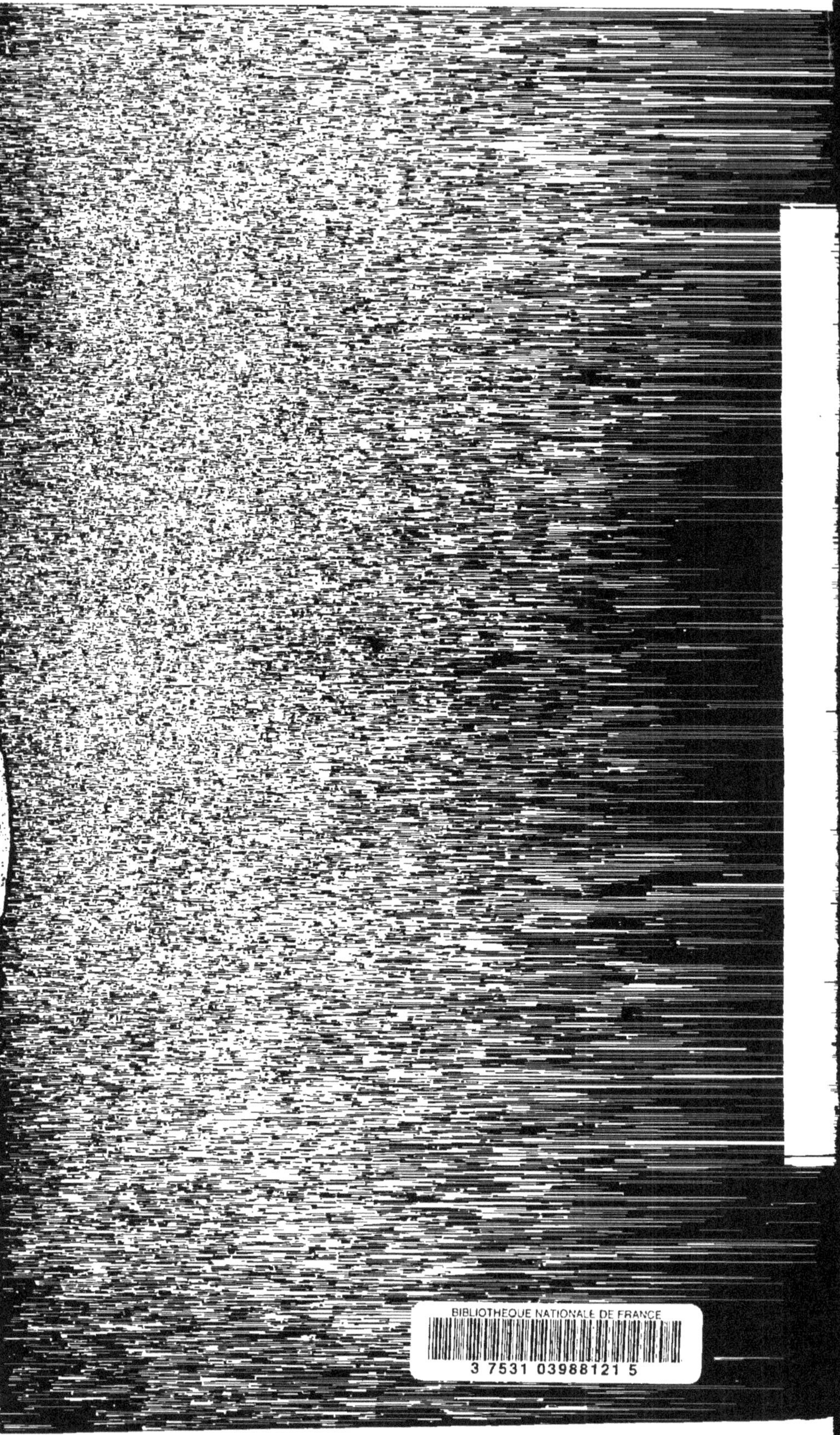